# 乳管造影アトラス

監修 岩田広治　愛知県がんセンター副院長・乳腺科部長
編集 愛知県がんセンター乳腺科

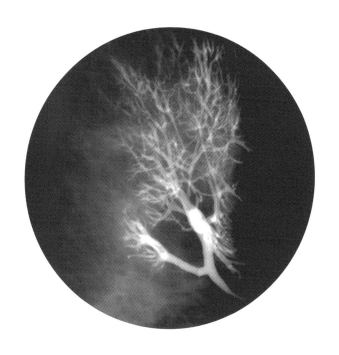

金原出版株式会社

# はじめに

　乳癌診療の第一歩は正しい診断です。医療機関を受診されるきっかけは，無症状であるが検診で要精密検査になった場合から，自覚症状があり来院される場合までさまざまです。自覚症状には，腫瘤，痛み，左右差，発赤，違和感などとともに，乳頭からの分泌があります。

　乳頭からの異常分泌症例には，マンモグラフィ（MMG），超音波検査（US）の標準的な画像検査のほかに，乳管造影検査が適応になります。しかし近年，乳房造影MRI検査が一般化した状況で，乳管造影検査を実施する施設が減り，一度も実施したことがないという若い先生の声を耳にします。

　そこで乳管造影検査の適応や手技，読影所見を改めて整理して一冊の本にまとめることにしました。これまで乳管造影検査の実施経験がない方でも本書を参考に実施できるように，検査の手順・画像などの写真を多く掲載いたしました。

　当院（愛知県がんセンター）で経験した実際の症例からピックアップし，非常に稀なケースや，病理所見との対比，乳頭からの距離を判断するうえでの乳管造影検査の有用性などを記載しています。また，乳管造影の応用として乳管腺葉区域切除術（microdochectomy）の実際の動画も視聴できるようになっています。

　愛知県がんセンターのレジデント・医員・スタッフが総力を挙げて作成いたしました。皆様方の日々の診療に，大きくお役に立てると信じています。

「乳管造影アトラス」監修
愛知県がんセンター 副院長・乳腺科部長

**岩田 広治**

## 編集・執筆者一覧

岩田　広治　　愛知県がんセンター　副院長 兼 乳腺科部 部長

細田　和貴　　愛知県がんセンター　遺伝子病理診断部 部長

澤木　正孝　　愛知県がんセンター　乳腺科部 医長

服部　正也　　愛知県がんセンター　乳腺科部 医長

吉村　章代　　愛知県がんセンター　乳腺科部 医長

権藤なおみ　　愛知県がんセンター　乳腺科部 医長

小谷はるる　　愛知県がんセンター　乳腺科部 医長

安立　弥生　　愛知県がんセンター　乳腺科部 医長

片岡　愛弓　　愛知県がんセンター　乳腺科部 医長

杉野香世子　　愛知県がんセンター　乳腺科部 医員

堀澤　七恵　　愛知県がんセンター　乳腺科部 医員

尾崎　友理　　愛知県がんセンター　乳腺科部 医員

遠藤　由香　　愛知県がんセンター　乳腺科部 医員

能澤　一樹　　愛知県がんセンター　乳腺科部 医員

森　万希子　　愛知県がんセンター　乳腺科部 レジデント

寺田　満雄　　愛知県がんセンター　乳腺科部 レジデント

阪本　翔子　　愛知県がんセンター　乳腺科部 レジデント

髙塚　大輝　　愛知県がんセンター　乳腺科部 レジデント

# 目 次

## Web 動画の視聴方法

- 本書には，乳管腺葉区域切除術（microdochectomy）の動画（約 7 分，音声なし）を収載しています。
- 17 頁の QR コードを読み込むことにより，お手持ちの端末（スマートフォン，タブレット）で視聴できます。
- 動画は，金原出版のホームページからも視聴できます。まずは金原出版ホームページ内の読者サポートページにアクセスしてください。
- 動画の視聴には，下記のパスワードが必要となります。

**読者サポートページ URL**：https://ssl.kanehara-shuppan.co.jp/support-top/nyukanzouei/
**パスワード**：knhr07119

### ご注意

- 本サービスは動画共有サイト Vimeo® を使用しています。
- Web 動画の視聴は無料ですが，閲覧時の通信料等はご利用される方のご負担となります。
- QR コードで提示するリンク先の Web 動画に関する諸権利は，著者および金原出版株式会社（当社）に帰属します。無断複製・頒布，個人が本来の目的で再生する以外の使用は固く禁じます。
- 当社では Web 動画に関するサポートは行いません。再生によって生じたいかなる損害についても，当社は責任を負いません。また，本サービスは当社および著者の都合によりいつでも変更・停止できるものとします。

# I 乳頭異常分泌症例の診断

## 1. 乳頭異常分泌症例とは

　乳頭異常分泌とは，妊娠・授乳期以外に乳管孔から分泌液が出ることであり，乳頭異常分泌を主訴に乳腺外来を受診する患者は3～9％と報告されている[1]。

## 2. 乳頭異常分泌の原因

　乳頭異常分泌の原因の多くは良性病変で，乳管内乳頭腫や乳腺症に起因する乳管拡張に伴う場合が多いが，乳癌も14％と報告されており，早期乳癌の重要な症状の一つであることを忘れてはならない[2][3]（図1）。乳頭分泌の鑑別を考える際，片側・両側の別，性状（漿液性/乳汁様/血性），分泌乳管（単孔性/多孔性），頻度（持続的/一時的）の観察・問診が重要である。特に，片側性，血性，単孔性，持続性の場合は乳癌を念頭におき，適切に診断を進める必要がある。また，悪性の鑑別には年齢も考慮すべきであり，乳頭異常分泌のみが主訴の場合，悪性に起因する確率は40歳以下では3％，41～60歳では10％，61歳以上では32％とする報告もある[2]。

## 3. 分泌細胞診，マンモテック，潜血検査

　分泌液の細胞診は感度10～16.7％，特異度66.1～100％と報告されており，必ずしも鑑別診断に役立つ検査とはいえない[4][6]。また，分泌液中のCEAを測定するマンモテックも，カットオフ値400 ng/mLで感度・特異度ともに70～90％であるが，偽陽性率も高く，有用性は限られている[6]。分泌が血性でないからといって，癌を鑑別診断から外してはいけない。分泌の潜血検査の感度は50％，陽性反応

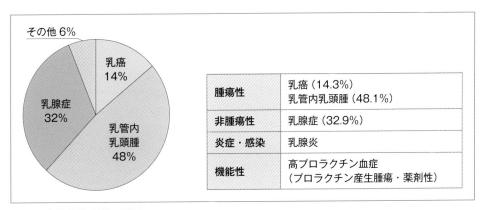

図1　乳頭異常分泌の原因

的中率は20%，特異度は0%，陰性反応的中率は0%であったという研究も報告されている[7]。分泌が血性でなくても，持続的で自発的に分泌される場合は悪性も鑑別診断に入れ，精査を進めるべきである。

# 4. 診断手順

乳癌に対する手術治療を念頭におき，適切な診断手順に従って検査を行う必要性がある（図2）。

## 1）問診

妊娠・授乳の有無，既往歴，内服薬を確認する。

## 2）視触診

異常分泌の責任乳管が存在する領域を同定するために重要であり，圧迫を行うことで乳頭分泌が促される乳房領域の確認と，責任乳管孔の乳頭内での位置を確認する。

## 3）マンモグラフィ，超音波，MRI

次に，画像検査を行い，①乳頭異常分泌と関連した腫瘤の有無，②病変の広がり，③乳頭と病変の位置関係を確認する。マンモグラフィや超音波では，腫瘤や石灰化の有無，低エコー域や乳管拡張などに注意して検査を行う。さらにMRIはマンモグラフィや超音波で描出できない病変の有無や，正確な広がりを診断するのに重要である。しかし，乳頭異常分泌に対するMRIで注意すべきことは，T2強調像で粘性の低い液体は高信号になるため，血性分泌が造影前から高信号となり，血性分泌液の貯留範囲を病変の広がりと間違いやすいこと，非浸潤癌は良性に近い漸増型の造影パターンを示すことである。そのため，造影前，造影早期，造影後期で画像を比較し，分泌液の貯留と病変の広がりを鑑別することが重要である。さらに，月経周期の分泌期には乳腺の信号増強がみられるため，可能

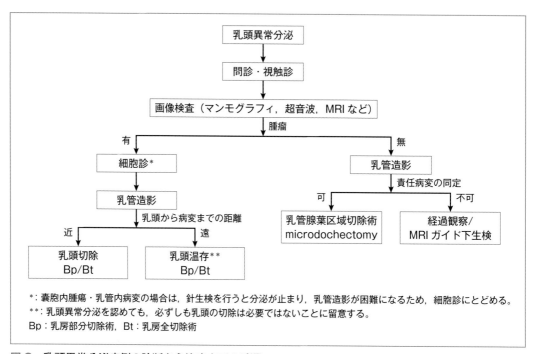

図2　乳頭異常分泌症例の診断から治療までの手順

であれば月経周期の 2 週目に合わせた MRI 検査が推奨されている[8]。

## 4）病理学的検査

　画像検査で腫瘤を認めた場合は，腫瘤に対する細胞診や針生検により病理学的診断を行う。腫瘤が嚢胞内腫瘍や乳管内病変の場合は，安易に針生検を行うと分泌が止まり，乳管造影が困難になることがあるので細胞診にとどめておく必要がある。

　画像検査で腫瘤を認めない場合でも，乳管造影で責任病変を同定できれば，病理学的診断と治療を兼ねた乳管腺葉区域切除術（microdochectomy）をすることで治癒が期待できる。

## 5）乳管造影

　乳管造影を追加することで病変の広がりを詳しく評価でき，乳頭から病変までの距離を推測できるため，乳房部分切除術（Bp）・乳房全切除術（Bt）の際に乳頭が温存可能か否かの判断に有用である。乳頭異常分泌を認めても，乳管造影で病変と乳頭までの距離が保たれている場合には，必ずしも乳頭の切除は必要ではないことに留意する[9]。

　細胞診で鑑別困難，かつ画像で病変が広く，乳房全切除術（Bt）が必要な場合には，乳管造影後に針生検を予定する。細胞診で鑑別困難であり，病変が限局している場合には，乳管造影後に病理学的診断と治療を兼ねて乳管腺葉区域切除術（microdochectomy）を施行する。

**引用文献** ● ● ● ● ● ●

1) Seltzer MH. Breast complaints, biopsies, and cancer correlated with age in 10,000 consecutive new surgical referrals. Breast J. 2004；10（2）：111-7.
2) Harris JR, Lippman ME, Morrow M, et al. Eds. Diseases of the breast. 5th edition. Wolters Kluwer Health Aids（ESP）. 2014.
3) Leis HP Jr. Management of nipple discharge. World J Surg. 1989；13（6）：736-42.
4) Kooistra BW, Wauters C, van de Ven S, et al. The diagnostic value of nipple discharge cytology in 618 consecutive patients. Eur J Surg Oncol. 2009；35（6）：573-7.
5) Simmons R, Adamovich T, Brennan M, et al. Nonsurgical evaluation of pathologic nipple discharge. Ann Surg Oncol. 2003；10（2）：113-6.
6) 野村長久，園尾博司，紅林淳一，他．乳頭異常分泌の検討．日乳癌検診学会誌．2003；12（3）：271-6.
7) Simmons R, Adamovich T, Brennan M, et al. Nonsurgical evaluation of pathologic nipple discharge. Ann Surg Oncol. 2003；10（2）：113-6.
8) Mann RM, Kuhl CK, Kinkel K, et al. Breast MRI：guidelines from the European Society of Breast Imaging. Eur Radiol. 2008；18（7）：1307-18.
9) Chang RY, Cheung PS. Nipple preservation in breast cancer associated with nipple discharge. World J Surg. 2017；41（1）：176-83.

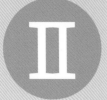

# Ⅱ 乳管造影検査手順

## 1. 用意する物品

- #000 から #03 までのボーマン氏涙管消息子（涙管ブジー）
- 1.0 mL のシリンジ
- 涙管洗浄針または 24 G の静脈留置針の外筒
- 造影剤（当院ではイオパミドールを使用）
- リドカインゼリー

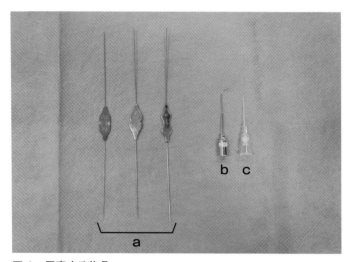

**図1　用意する物品**
a. ボーマン氏涙管消息子　b. 涙管洗浄針　c. 静脈留置針の外筒

# 2. 乳管造影手順

❶乳房の消毒をする。乳頭部にはリドカインゼリーを塗布し，疼痛の軽減を図る。器具は滅菌し，清潔な手袋で行う。

❷乳房を圧迫して分泌を認める責任乳管孔の位置を確認し，乳管の走行をイメージする（図2）。

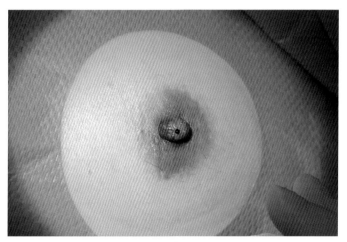

図2a　乳頭分泌を認める責任乳管孔の確認

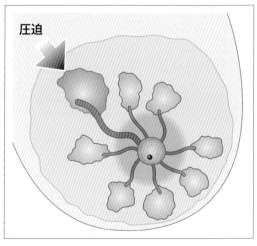

図2b　圧迫による乳管孔の位置確認

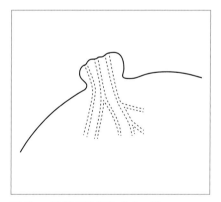

図2c　乳管の走行のイメージ

❸ボーマン氏涙管消息子（涙管ブジー）を用いて乳管孔の拡張を行う（図3）。潤滑と疼痛軽減のため，ブジー先端にはリドカインゼリーを塗る。#000から始め，#03まで拡張する。ブジーを挿入する際は，左手で乳頭を軽く支え，乳頭直下の乳管のたわみをとる。ブジーの挿入は乳管孔直下のみにとどめ（5 mm程度），愛護的に軽く回転させて乳管孔を拡張させる。乳管の奥までブジーを挿入すると乳管壁の損傷を招くため，決して奥まで挿入しない。乳管開口部を見失わないよう目を離さないことが肝要である。

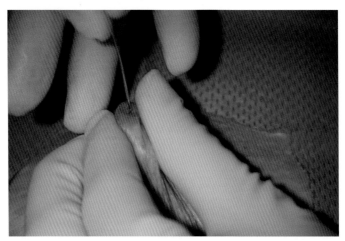

図3　ブジーによる乳管孔の拡張

❹ #03まで拡張されたら，造影剤（当院ではイオパミドールを使用）を充填した1 mLの注射器を涙管洗浄針に接続し，先ほどブジーで拡張した責任乳管孔に挿入する（図4）。この際に涙管洗浄針の先端まで造影剤を充填することが重要であり，空気の混入を極力避けることで読影精度を高めることができる。

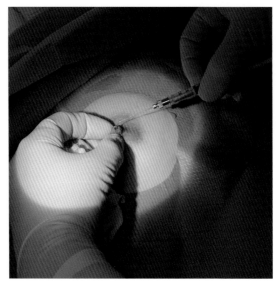

図4　乳管孔への涙管洗浄針の挿入

❺造影剤（約 0.3 mL 目安）を責任乳管内に注入する（図 5）。このとき，乳管内の分泌液と造影剤
を置換させるイメージで行う。乳管孔から造影剤が逆流してくることがあるが，無理に押し込ま
ないことが肝要である。

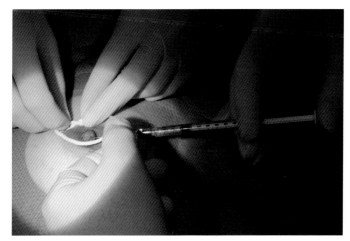

図 5　乳管孔への造影剤の注入

❻造影剤の逆流を最小限にするため，図 5 のように助手に乳頭をゴム糸で軽く結紮してもらった
後，涙管洗浄針（14 頁の場合は 24 G 静脈留置針外筒）を抜去する（図 6）。造影剤が乳房表面に
漏れた場合は丁寧にふき取り，速やかに乳房の撮影を行う。撮影は，ML，CC の直交する二方
向の撮影を行う。

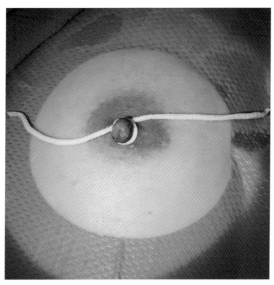

図 6　涙管洗浄針の抜去後

＊涙管洗浄針の代わりに 24 G 静脈留置針外筒を使用する場合（手順❶～❸および❻は上記と同様）

❹#000 のブジーに 24 G の静脈留置針の外筒を通し，ブジーをガイドとして留置針の外筒を乳管孔に挿入する（図 7）。乳房を圧迫すると，責任乳管孔に挿入された外筒内に分泌液が流出してくることを確認する（図 8）。分泌液が流出しない場合は責任乳管以外の乳管に外筒が挿入された可能性がある。造影剤を充填した 1.0 mL のシリンジを外筒に接続して，乳管に挿入した留置針の外筒内に空気が入らないよう注意しながら 1 滴ずつ造影剤を満たす（図 9）。

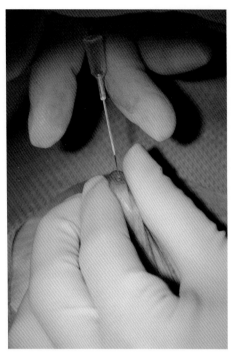

図 7　乳管孔への静脈留置針の外筒の挿入

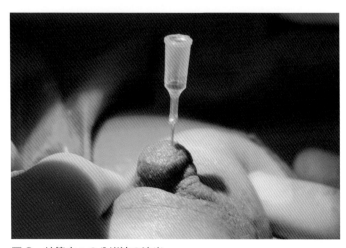

図 8　外筒内への分泌液の流出

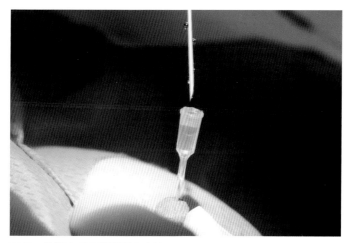

図9　外筒内での造影剤の充填

❺造影剤（約 0.3 mL 目安）を責任乳管内に注入する。造影剤を注入するというよりも，シリンジを pumping させることにより，乳管内の分泌液と造影剤を置換させるイメージで行う。24 G 留置針外筒を使用した場合には，涙管洗浄針を使用した場合より，造影剤の逆流はより視認しやすい。少しずつ pumping しながら，造影剤と分泌液の置換を行う（図 10）。

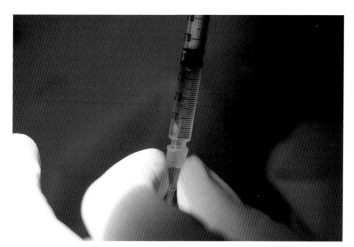

図 10　乳管孔への造影剤の注入

# Ⅲ 乳管腺葉区域切除術（micro-dochectomy）の適応と手技

## 1. 本術式の概要

　血性乳頭分泌は，悪性疾患の可能性がある重要な臨床所見である。しかし，標的病変が特定できない場合や一般的な画像検査や細胞診では確定診断が得られない場合も数多く存在する。そのような症例には，乳管造影後，確定診断と治療を兼ねて病変の完全切除を目的とした乳管腺葉区域切除術（microdochectomy）が有用である。症状・所見が乳頭分泌のみの場合，癌であったとしても乳管内にある乳管限局性病変であれば，腺葉区域切除術で根治的切除が期待できる。

## 2. 適応

　以下の基準を満たす症例が適応となる。
①単孔性乳頭分泌である病変
②乳管造影で乳頭直下への乳管内進展のない病変
③乳頭に近接し，限局している病変
除外基準：画像上，浸潤癌を疑う症例。浸潤癌を疑う症例には，乳房部分切除が望ましい。

## 3. 手術前の準備

　手術前に，責任病変の推定領域・切除量のプランニングをすることが重要である。
①乳管造影で責任病変の推定領域・乳頭先端と腫瘍間の距離を確認する。
　a. 推定領域は A/B/C/D 領域のどこに位置するのか，大まかに把握すればよい。
　b. 推定領域を誤認し，切開創を間違えると乳輪乳頭の血流不良を起こす危険性がある。
　c. 乳頭先端と腫瘍間の距離を計測しておくと切除範囲がイメージしやすい。
②推定領域の方向に 1/3～1/2 周の乳輪縁弧状切開の皮膚切開線を作図する。
③乳房超音波で確認できる病変については術前にマーキングを行っておく。この操作はあくまでも術中の参考にするためのものであり，切除範囲を決定するマーキングではない。切除範囲は，乳管造影と乳房超音波の所見および術中所見を総合的に判断して決定する。

## 4. 体位，麻酔，消毒

　体位は上腕を 90 度外旋した仰臥位とする。やや患側乳房が上がるように体位を変換する。術者が患側に立ち，助手は対側に立つ。麻酔は局所麻酔が主流だが，患者と相談のうえ，全身麻酔で行うのもよい。消毒は切開部分のみではなく，患側乳房全体に行う。

# 5. 手 技

下記に乳管腺葉区域切除術（microdochectomy）の動画を示し，手技を解説する。

**乳管腺葉区域切除術（microdochectomy）_動画**

## 1）乳管染色

　乳管造影と同じ手法で（Ⅱ. 乳管造影検査手順を参照），インジゴカルミンあるいはインドシアニングリーン（ICG）などの色素 0.2 mL を責任乳管に緩徐に注入する。

## 2）皮膚切開

　皮膚切開は，1/3〜1/2 周の乳輪縁弧状切開で行う。

## 3）着色乳管同定

　皮膚切開創から乳頭開口部に向かって，着色乳管を探していく。乳頭直下で着色乳管を同定するよう努める。着色乳管が同定できたら，全周性に十分に剥離し，病変の遺残がないように可能な限り乳頭側で乳管を結紮切離する。切除側の乳管を結紮した糸はマーキングとして長めに残しておく（図 1）。乳頭下で乳管を結紮した後に，乳頭の結紮糸を切離する。

　着色乳管が同定できなかった場合や色素が乳管外に漏出してしまった場合は，分泌乳管に涙管ブジーを挿入することで，これをガイドに標的乳管を同定する。

## 4）腺葉切除

　切除側の乳管を結紮した糸を把持し，着色された乳管を目印に，色素が漏出しないよう慎重に着色乳管腺葉を切除する。このとき，必要であれば皮膚をスキンフックで垂直に持ち上げ，術者と助手の

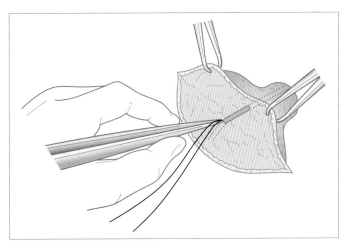

図 1　手術所見イメージ

指で counter traction を掛けながら皮下剝離を行う。手術操作がやりにくい場合は，術者は助手の位置と適宜交代する。

　場合により，腫瘍による乳管閉塞で腫瘍部位が着色されないこともある。その場合に備えて「手術前の準備」の際に，どのあたりまで切除すれば病変が含まれるか，責任病変の推定領域・切除量のプランニングを行っておくことが重要となる。着色乳管近傍の血液や分泌液を満たす乳管は切除側に含めて切除する。

### 5）乳腺断端の縫合，皮膚縫合

　縫合しなくても整容性が保たれていれば，無理に縫合を行う必要はない。欠損部が大きい場合は，乳腺断端を寄せてみて，必要ならば縫合を行う。皮膚は結節埋没縫合を行う。通常，乳房創にドレーンは挿入しない。

---

**ポイント**

**乳管造影検査と乳管腺葉区域切除術（microdochectomy）について**

　本章で述べたように乳管腺葉区域切除術（microdochectomy）は悪性を疑う所見に対して，根治切除を目的に診断的治療を兼ねて行われる。乳管造影やその他の画像所見で悪性を疑うが，途絶所見の末梢乳管が造影されない症例では，末梢の病変の広がりは乳管造影からは判断できない。通常，生検で確定が得られず病変の広がりもわからないとき，最初から乳房全切除を考慮はせず，切除生検を検討する。その際に，乳管造影を施行し，病変の局在と範囲を想定したうえで乳管腺葉区域切除術（microdochectomy）を行うことが推奨される。病変の広がりがわからないときは，手術時には，末梢側，剝離面ともに十分なマージンを確保するよう留意する必要がある。結果，切除断端に癌の露出がみられた場合には，乳管造影で途絶した箇所よりも末梢に病変の広がりがあるということであり，追加切除を考慮すべきである。

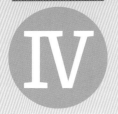

# IV 乳管造影読影のポイント

## 1. 読影のポイントと各所見

　乳管造影では，病変の良悪性診断とその局在診断が可能である。主に乳管壁の性状や形態から良悪性を判断し，限局性病変かびまん性病変かにより，病変の広がり診断に有用な情報が得られる。また，所見の存在部位も重要であり，主乳管の病変であれば乳管内乳頭腫（intraductal papilloma；IDP）など良性の疾患を疑い，末梢乳管の病変であれば悪性の可能性を疑う。下記に読影の手順と各所見の形態を示す。

### 1）読影の手順
　所見（途絶，壁の不整，隆起性病変）の有無，範囲，部位を確認する（図1）。

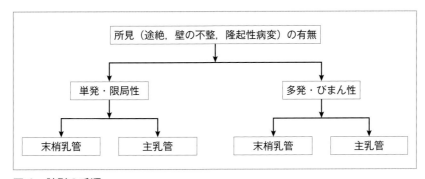

図1　読影の手順

## 2）各所見の形態

### ①途絶

　途絶した箇所に病変が存在すると判断できるので，再開通の有無および病変の所在を確認する（図2）。再開通がみられ，その末梢乳管に異常所見のない場合には，限局した病変と判断ができる。再開通がみられない場合は，その先の病変の情報がわからない。

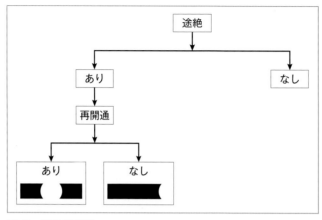

図2　途絶の確認

### ②乳管壁，囊胞壁，途絶部位および造影欠損の辺縁

　乳管壁や囊胞壁，途絶部位および造影欠損の辺縁の性状を読影することにより，良悪性を鑑別する。乳管壁の不整は悪性を疑う所見であり，びまん性であれば悪性をより強く疑う（図3）。乳管壁に隆起性病変がある場合は，その隆起性病変の形態により良悪性を鑑別する。例えば，単発の有茎性で辺縁が整の隆起性病変は乳管内乳頭腫（IDP）を疑い，広基性で辺縁不整な隆起性病変は悪性を疑う所見である。また，途絶部位や造影欠損の辺縁も，良悪性の鑑別のポイントとなる。途絶部の辺縁

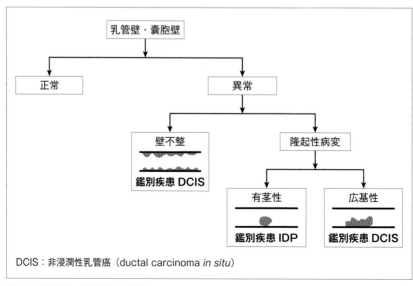

図3　乳管壁・囊胞壁の確認

が整（急峻，平滑）で乳頭側へ凸であれば IDP を疑い，途絶辺縁が不整，なだらかな立ち上がりの場合，悪性を疑う（図 4）。

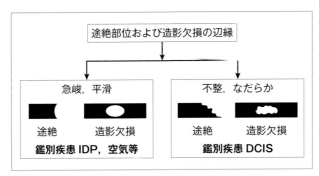

図 4　途絶部位および造影欠損の辺縁の確認

### ③乳管拡張

　乳管造影検査における乳管拡張所見は，途絶や造影欠損の随伴所見であることが多い。これは乳管内に腫瘍ができることにより，それより乳頭側の乳管が拡張するためである。乳管造影検査では末梢乳管に近い病変は判断が難しいことがあり，乳管拡張所見のみを認める症例については，他画像の所見も併せて総合的な判断をする必要がある。

# 2. 正常乳管

　乳頭には15〜20本程度の導管が開口している。乳腺内の導管は一部で不規則，鋸歯状拡張を示し乳管洞と呼ばれ，これは一時的に乳汁を蓄える箇所である。1本の集合管に連なる乳管は他と交わらない独立した乳管系を形成している。正常乳管は区域乳管（segmental duct）から亜区域乳管（sub-segmental duct）へと分岐して徐々に細くなる。乳管の最末梢側では終末乳管から分泌部に相当する小葉に達する。

　乳管造影で造影される正常乳管は，上記の解剖学的特徴をよく反映しており，区域乳管から亜区域乳管へ分岐するにつれ，徐々に細くなる（図5）。これは正常乳管の造影パターンの一つである。また，乳管が末梢まで造影されると，最末梢の小葉も造影される。小葉は，乳管の枝に咲いた花のように造影される（図6, 7）。

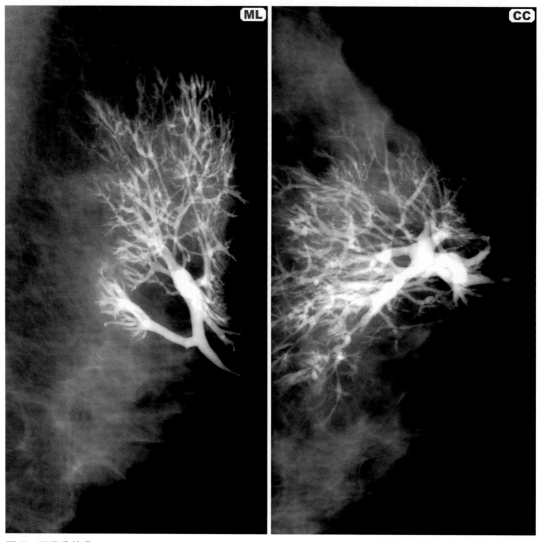

**図5　正常乳管①**
乳管が徐々に狭小化していく様子が造影されている。

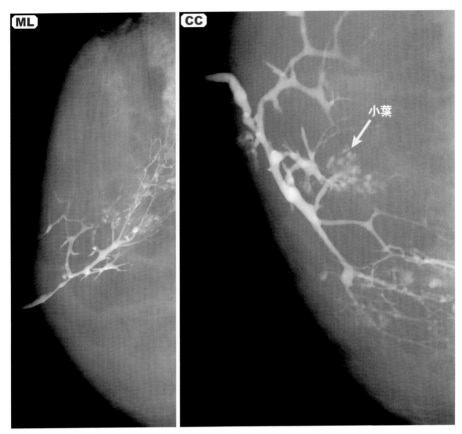

**図6　正常乳管②**
乳管末梢の小葉（矢印）が造影されている。

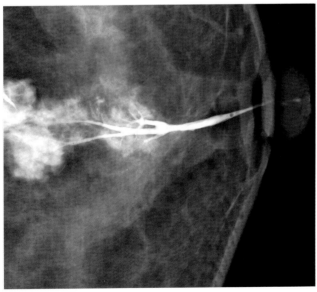

**図7　正常乳管③**
乳管末梢の小葉で造影剤が漏出している。

# 3. 途絶（造影欠損）

　乳管内に充実病変があると，造影剤がその箇所で途絶する。

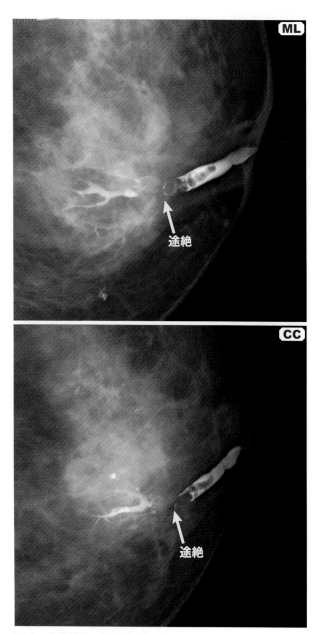

**図8　乳管途絶＋再開通所見①**
造影剤が矢印の箇所で途絶し，その末梢で再開通している。
末梢の乳管には所見を認めず，病変は途絶の箇所に存在する
とわかる。

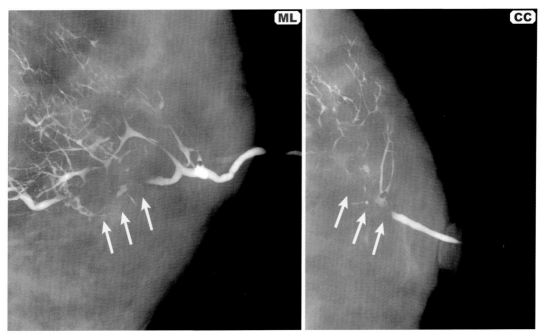

**図9　乳管途絶＋再開通所見②**
主乳管に途絶の所見（矢印）を認め，末梢で再開通はあるものの，欠損範囲は広い。その乳頭側の途絶辺縁は不整であり，DCIS の所見である。

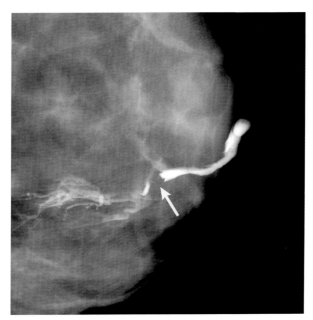

**図10　乳管途絶＋再開通所見③**
主乳管に途絶（矢印）があり，辺縁ははっきりしないが，途絶後すぐに再開通を認め，限局した病変と考えられる。

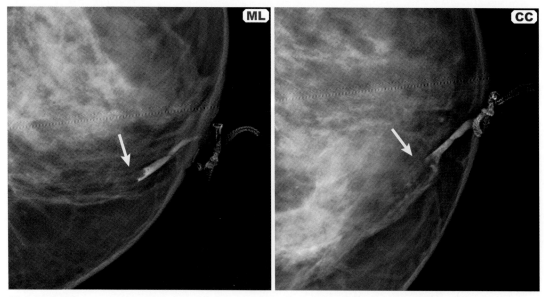

**図11 DCIS**
矢印の箇所で途絶し，再開通は認めない。途絶の辺縁はなだらかで不整な立ち上がりである。

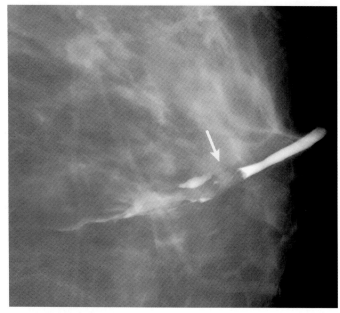

**図12 乳管内乳頭腫**
矢印の箇所で途絶し，その後，再開通を認める。途絶の辺縁は乳頭側
に凸で整の所見である。

# 4. 囊胞性病変

囊胞状に造影される病変である。

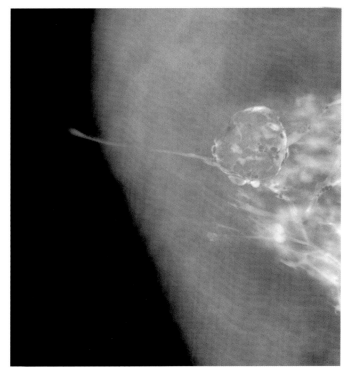

図13　乳管内乳頭腫①

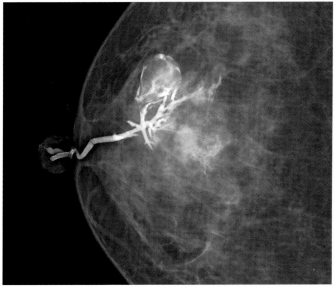

図14　乳管内乳頭腫②

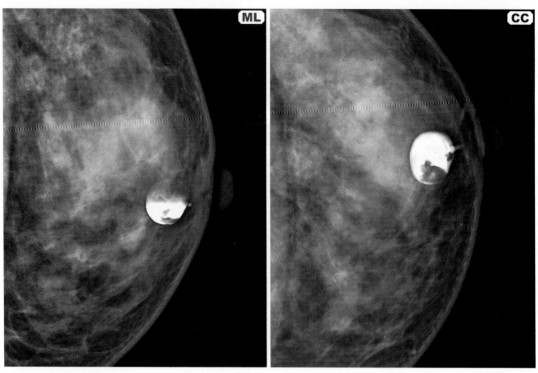

**図 15　乳管内乳頭腫③**
囊胞内が造影されている。囊胞内に境界明瞭な病変を伴う。

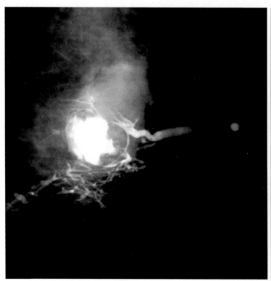

**図 16　乳管内乳頭腫④**

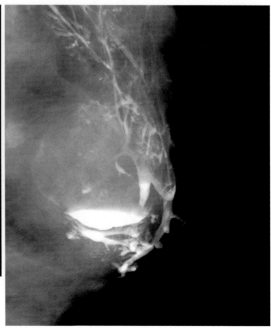

**図 17　乳管内乳頭腫⑤**

# 5. 壁不整

　乳管壁が不整な病変や不自然な狭小化所見（先細り）を認める場合には悪性を疑う。図18～22の矢印・黄線部に壁不整を認める。

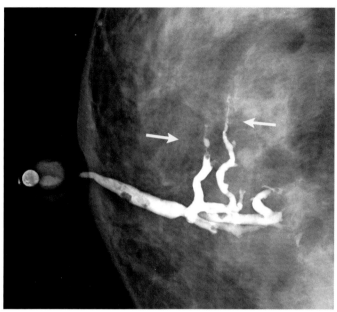

図18　DCIS ①
末梢乳管壁のびまん性の壁不整と先細りを認める。

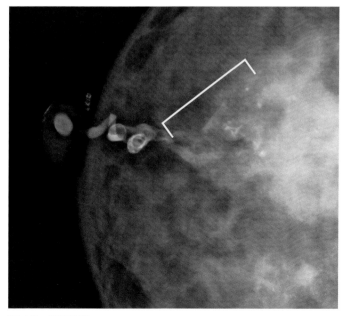

図19　DCIS ②

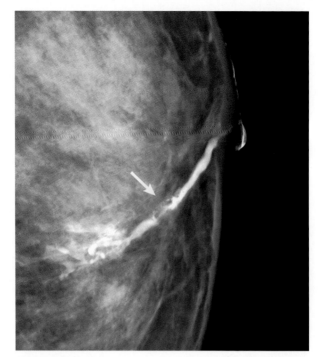

図20 DCIS ③

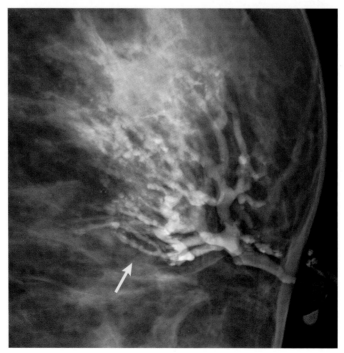

図21 DCIS ④

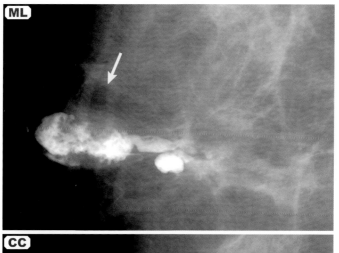

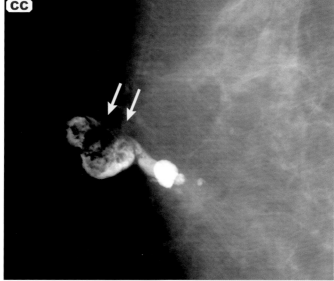

図22　DCIS ⑤

# 6. 隆起性病変（広基性）

乳管壁に広基性の病変を認める場合には悪性を疑う。

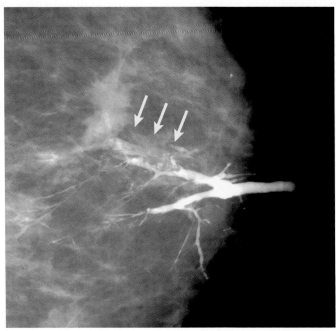

**図23　浸潤癌①**
乳管壁の広基性病変（矢印）はマンモグラフィ上でスピキュラを有する腫瘤へ向かっている。

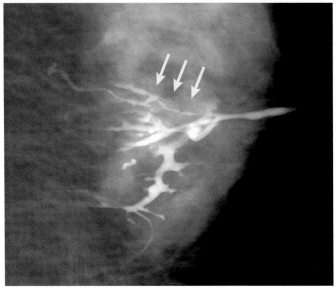

**図24　浸潤癌②（DCIS を主体とする）**

# 7. 隆起性病変（有茎性）

乳管壁または囊胞性病変内に有茎性の病変を認める場合には乳管内乳頭腫などの良性を疑う。

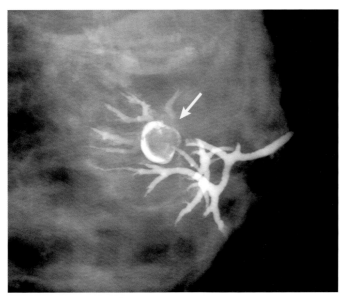

図25　乳管内乳頭腫①

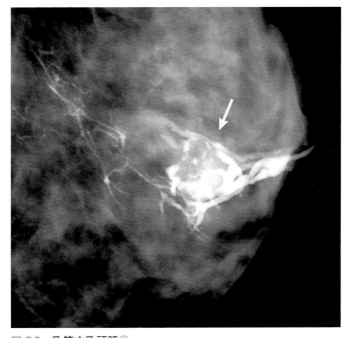

図26　乳管内乳頭腫②

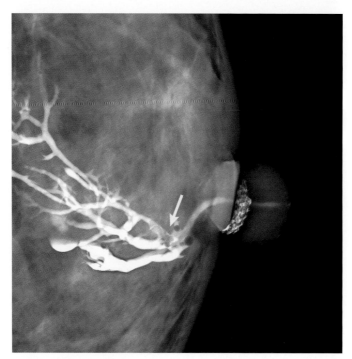

図 27　乳管内乳頭腫③

# 8. 乳管拡張

　乳管拡張は途絶などの所見と随伴することが多い。途絶や壁不整などの所見がなく，乳管拡張のみを認める場合には，他の画像所見と併せて判断することが必要である。

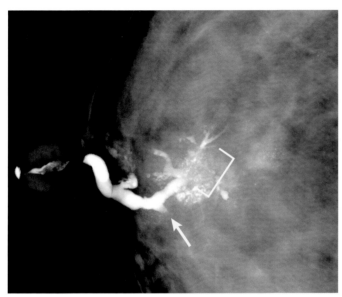

**図28　DCIS を主体とする浸潤癌**
主乳管分岐後の途絶（矢印）と，分岐後の乳管の壁不整（黄線部）を認める。

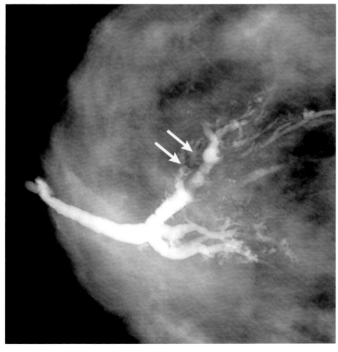

**図29　乳管内乳頭腫①**
途絶（矢印）と主乳管の乳管拡張を認める。

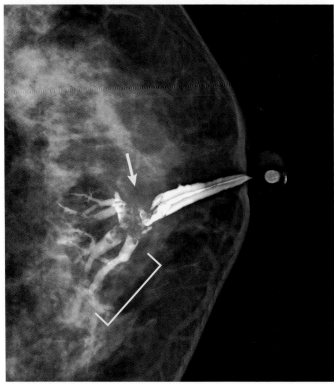

**図30 乳管内乳頭腫②**
主乳管の拡張，およびその先に隆起性病変を認める（矢印）。さらに病変より末梢側の乳管拡張も認める（黄線部）。

# 9. 空気 (Air)

　乳管造影の際，造影剤注入時に空気が入ってしまうと造影写真でも空気が確認できる。境界明瞭で透過性の低い腫瘤状に造影される。これは病変ではないことに注意する。大量に空気が入ってしまうと読影時に所見がわかりづらくなるので，乳管造影施行時には空気の混入がないように注意して行う。

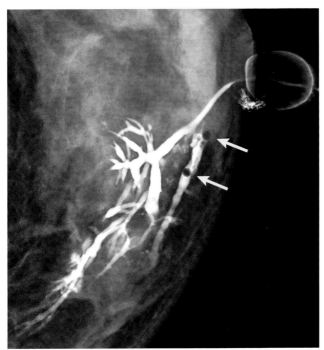

図 31　空気の混入①

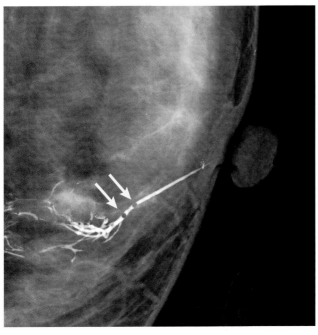

図 32　空気の混入②

# 10. 造影剤漏出

　乳管をブジーする際に乳管を突き破ってしまう，もしくは造影剤注入時に圧をかけすぎてしまうと造影剤が乳管外に漏出することがある。造影剤注入時に疼痛があると漏出している可能性があるので，患者に確認をしながら行うことが重要である。もし造影剤が漏出してしまった場合には，速やかに手技を中止する。漏出した造影剤は自然経過で吸収される。

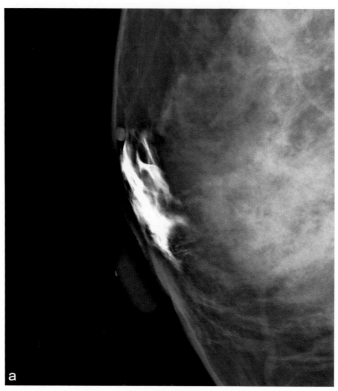

図 33a～e　乳管外への造影剤の漏出

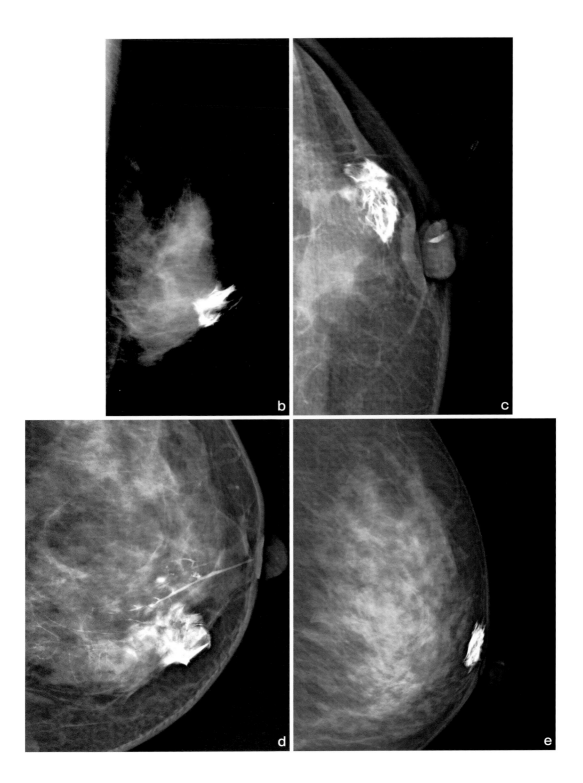

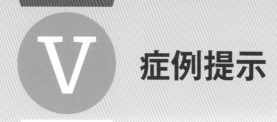

# V 症例提示

## 1. 乳管内乳頭腫 (intraductal papilloma；IDP)

　乳管内乳頭腫とは，乳管内で乳頭状増殖を示す良性腫瘍であり，発生部位により中枢型乳頭腫と末梢型乳頭腫に分けられる[1]。全良性腫瘍のおよそ10％を占め，乳管内乳頭腫のうち，中枢型が75％，末梢型が25％を占める。中枢型の乳管内乳頭腫では多くの症例が乳頭分泌を認め，末梢型では初期症状が腫瘤触知のことが多い[2]。

　乳管内乳頭腫の診断では，乳管内乳癌との鑑別が重要である。中枢型の乳管内乳頭腫では，病変は中枢の乳管に単発に存在し，末梢側には病変が認められないことが多い[3]。また，限局した隆起性病変であるため，乳管造影では病変と乳管壁の間も一部は平滑な乳管壁が描出され，その末梢乳管内には異常がみられないことが特徴である[4]。

---

### 症例1　39歳・女性

**主訴：**左血性乳頭分泌
**経過：**左血性乳頭分泌を自覚し，前医を受診した。マンモグラフィでも超音波でも所見を認めず，乳管造影を施行した。

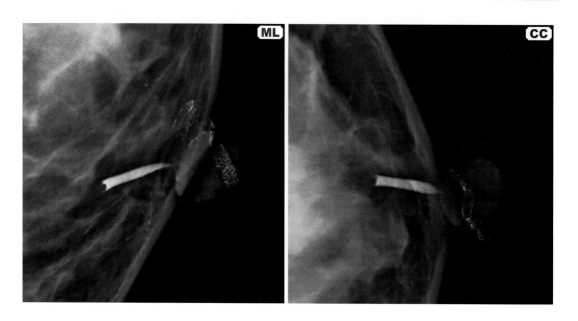

### 乳管造影所見

　乳頭から主乳管が造影されている。途中の乳管壁は整であり，主乳管の途絶を認める。途絶辺縁は整で内側に凸の所見である。乳管内乳頭腫を疑う乳管造影所見である。

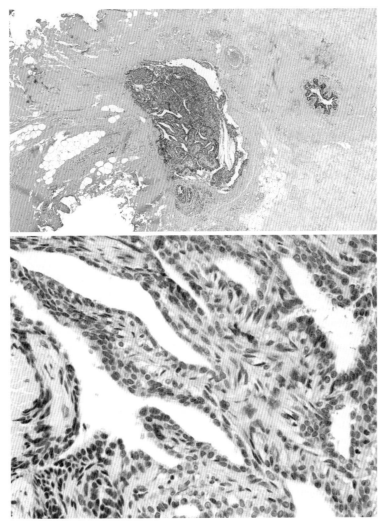

病変は非常に限局しており，乳管内に乳管上皮の乳頭状増殖がみられる。

## 治療方針と病理診断

　診断的治療目的に乳管腺葉区域切除術（microdochectomy）を施行した。病理診断は乳管内乳頭腫であった。

## ポイント

　同じ主乳管の乳頭直下の途絶所見でも，途絶辺縁の違いにより，良悪性の鑑別が必要となる。途絶辺縁が境界明瞭で凸の場合は良性所見であり，なだらかな立ち上がりの場合には悪性を疑う所見である。参考症例として次項に悪性例を示す。

# 同じ主乳管の途絶所見でも，**途絶辺縁の所見**がポイント！

## 71歳・女性

**主訴：**左血性乳頭分泌

**経過：**マンモグラフィや超音波，MRI で所見を認めず，乳管造影を施行した。

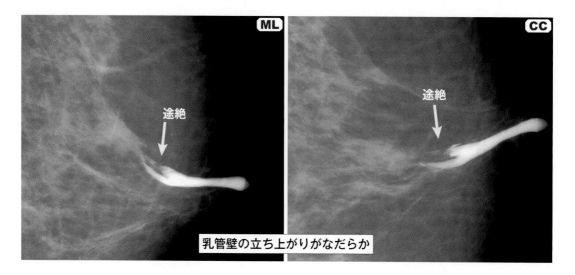

## 乳管造影所見

症例1（40頁）と同様に乳頭直下の途絶の所見である。途絶部の辺縁の立ち上がりは，症例1と異なり，なだらかであり，悪性を疑う。

## 治療方針と病理診断

診断的治療目的に乳管腺葉区域切除術（microdochectomy）を施行した。病理標本では乳管を巻き込む限局した結節性の病変で，病理診断は DCIS 成分を伴う浸潤性乳管癌であった。

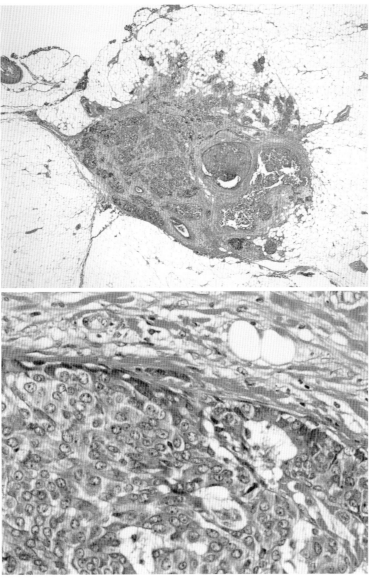

病変は5mm大の浸潤癌結節で，中心を走行する乳管に異型細胞が内腔を充填する所見を認める。

**症例2** 69歳・女性

**主訴：**右血性乳頭分泌

**経過：**マンモグラフィや超音波で異常所見を認めず経過観察になっていたが，半年後に再度，血性乳頭分泌を認めるようになり，受診した。

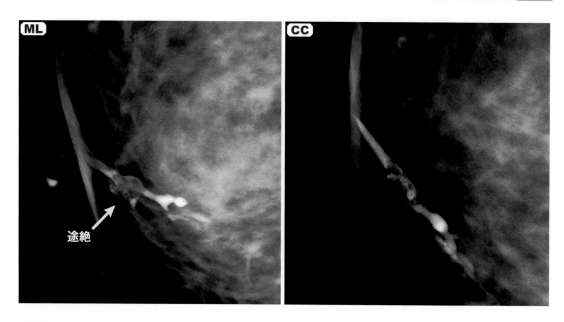

## 乳管造影所見

乳頭下に造影域の途絶を認める。さらに，その末梢に造影剤の再開通を認め，造影剤の途絶した箇所に限局した病変を認める。乳管内乳頭腫を疑う所見である。

## 治療方針と病理診断

診断的治療目的に乳管腺葉区域切除術（microdochectomy）を施行した。病理診断は乳管内乳頭腫であった。

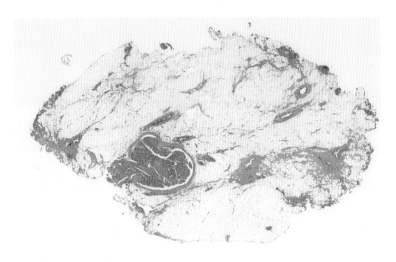

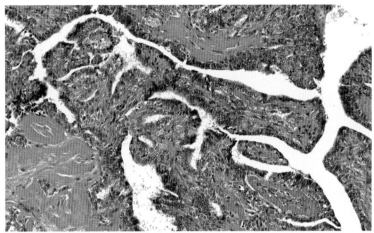

径 7 mm の乳管内増殖性病変で，乳管上皮が線維血管性間質を伴い乳頭状
に増殖する。

**主訴：**左血性乳頭分泌

**経過：**超音波で囊胞性病変を確認でき，細胞診では乳管内乳頭腫の疑いであった。病変の広がりを確認するため，乳管造影を施行した。

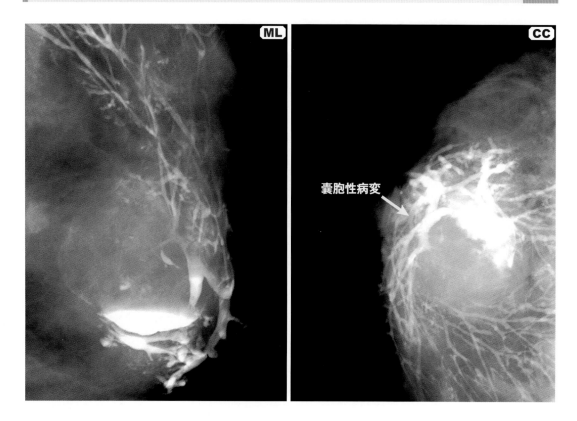

## 乳管造影所見

　乳管造影で囊胞状の病変を確認でき，病理標本の割面（次頁**左図**）でも乳管造影所見に一致した囊胞状の乳管内乳頭腫を認める。このように，囊胞状の病変も乳管造影できれいに描出することができる。

## 治療方針

　診断的治療目的に乳房部分切除術を施行した。

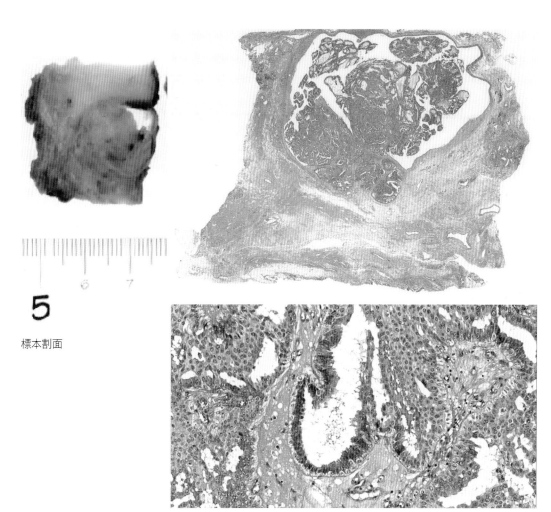

標本割面

病変は径 18 mm の嚢胞性腫瘍で，腫瘍細胞が乳管内で線維血管性間質を伴いながら乳頭状に増殖する。一部で均一感のある増殖像がみられ，異型のある乳管内乳頭腫と診断された。

# 2. 乳癌

　乳頭異常分泌の原因の多くは良性病変であるが，乳癌もその原因の14%を占めると報告されている[5)6)]。乳管造影で壁の不整や多発病変がみられる場合は，悪性を疑う必要がある。

---

**症例1** **70歳・女性**

**主訴**：左無色透明乳頭分泌

**経過**：視触診では腫瘤は触知せず，左乳頭12時方向から単孔性の無色透明の分泌液を認めた。マンモグラフィでは所見は認めず，超音波検査で拡張乳管内に低エコー域を認めた。超音波ガイド下マンモトーム生検でDCISの診断であり，病変の広がりを確認するため，乳管造影を施行した。

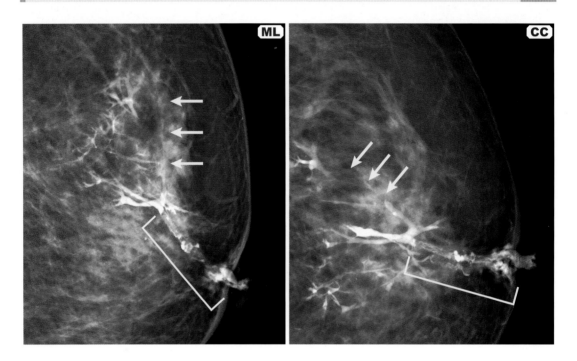

## 乳管造影所見

　乳頭直下から連続した壁不整の所見を認める（黄線部）。その先に続く末梢の乳管は途絶しており（矢印），乳頭下から連続する区域性の病変を疑う。DCISを疑う所見である。

## 治療方針と病理診断

　乳管造影所見から，乳頭直下から広がる，区域性に広いDCISを疑い，乳房全切除術およびセンチネルリンパ節生検を施行した。病理診断は低グレードのDCISを主体とする微小浸潤癌であった。

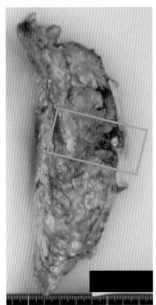

乳頭を含む割面

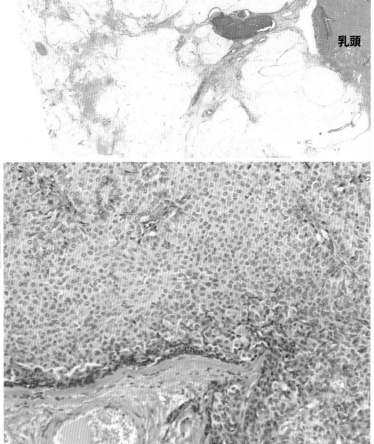

乳頭から 15 mm 離れた乳管（乳管造影で途絶のみられる部位）では，異型細胞が充実性に増殖する，低グレードの DCIS の所見が認められた。

**主訴：**右血性乳頭分泌

**経過：**7年前から乳管内乳頭腫で経過観察していた。定期受診時の超音波で乳管内病変の指摘があり，細胞診では DCIS の疑いであった。乳管造影を施行した。

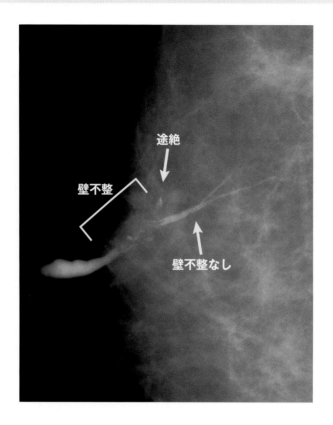

## 乳管造影所見

乳頭から約10mmの位置から壁不整を認める。分岐した2本の乳管のうち，1本の末梢には途絶や不整を認めないが，もう1本の乳管は途絶しており，その末梢の再開通所見はなく，病変の範囲は明らかでない。乳管造影では悪性を疑う所見である。

## 治療方針と病理診断

診断的治療を兼ねて乳管腺葉区域切除術（microdochectomy）を施行した。病理診断は低グレードの DCIS を主体とする微小浸潤癌であった。

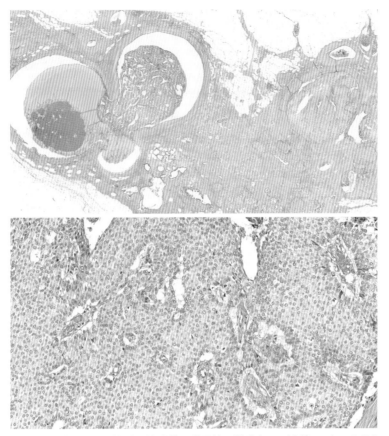

拡張した乳管内に異型細胞が充実性，乳頭状に増殖する。低グレードの DCIS の所見。

**主訴**：右血性乳頭分泌

**経過**：授乳中に上記主訴を認めた。マンモグラフィで淡く不明瞭な区域性の石灰化を認め，他院生検でDCISと診断された。乳頭からの距離を確認するため，乳管造影を施行した。

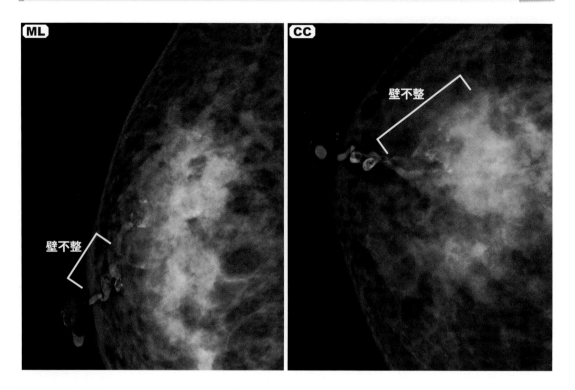

### 乳管造影所見

　乳頭直下から連続する壁不整を認める。造影される乳管の末梢には，淡く不明瞭な石灰化も認める。

### 治療方針と病理診断

　乳管造影所見から，乳頭下から連続する広範な病変を疑い，乳頭の温存は困難と判断した。乳房全切除術を施行し，病理診断は高グレードのDCISを伴う浸潤性乳管癌であった。

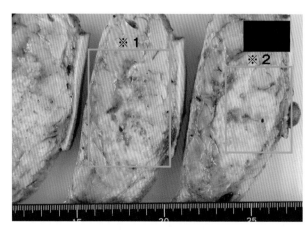

乳頭を含む割面。肉眼的には，乳頭下から区域性に広がる乳管拡張と，その末梢に多結節状の病変を認める。

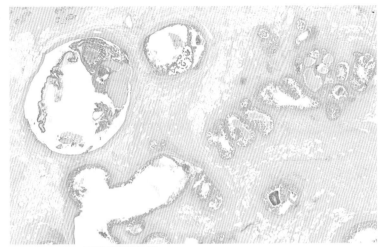

切片※1

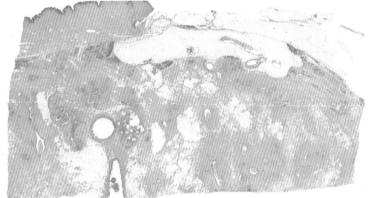

乳頭直下の切片（※2）

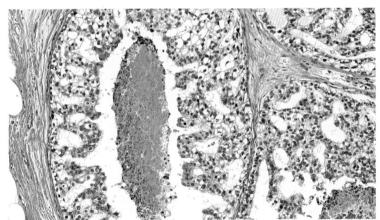

切片※2

乳頭から 10 mm 離れた位置から末梢にかけて区域性に，拡張した乳管内で異型細胞が乳頭状に増殖しており，面疱壊死を伴う。高グレードの DCIS の所見。

**主訴**：右血性乳頭分泌

**経過**：マンモグラフィや超音波での所見を認めず，分泌細胞診では良悪性の判定が困難であり，
乳管造影を施行した。

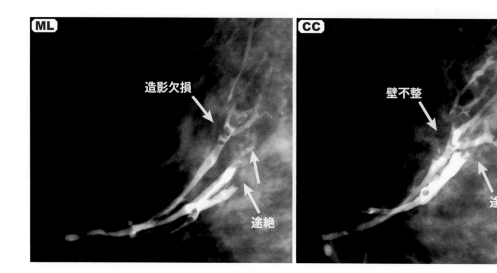

### 乳管造影所見

乳頭直下の乳管壁は保たれている。分岐後から末梢側乳管に約 5 mm 程度の連続した乳管壁不整と
辺縁が不整な造影欠損を認める。多数の途絶も認め，多発する広い病変を疑う。

### 治療方針と病理診断

他画像の所見も併せて，広範囲の DCIS を考え，乳房全切除術を検討した。患者の乳房再建の希望
に沿って，皮膚温存乳房全切除術，センチネルリンパ節生検および腹直筋皮弁再建手術を施行した。
病理診断は DCIS 成分を伴う浸潤性乳管癌であった。

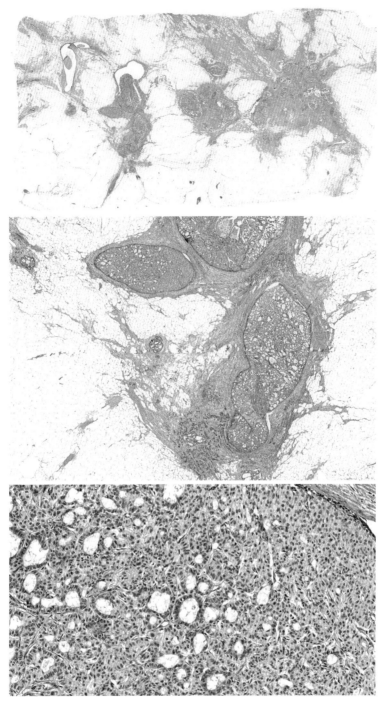

軽度拡張した乳管内で異型細胞が充実性に増殖する DCIS の所見を認める。
なお，DCIS 周囲の間質には浸潤癌が認められた。

# 3. 乳管造影による乳頭と病変との位置関係の判断

　乳頭分泌を伴う症例は乳頭切除が必要と判断されることが多いが，乳管内病変と乳頭との距離が離れていることがわかれば，乳頭温存も可能である。乳頭分泌を伴う症例で乳頭温存が可能かどうか判断に迷う際に，乳管造影で乳頭直下の病変の有無を確認することは，病変までの距離を予測するために有用な方法の一つである。

**症例 1**　**67 歳・女性**

**主訴：** 右血性乳頭分泌

**経過：** 上記主訴のため，他院を受診し，超音波で低エコー域を認め，乳房生検が実施された。生検結果から DCIS と診断され，当院へ紹介された。乳頭からの距離を判断するため，乳管造影を実施した。

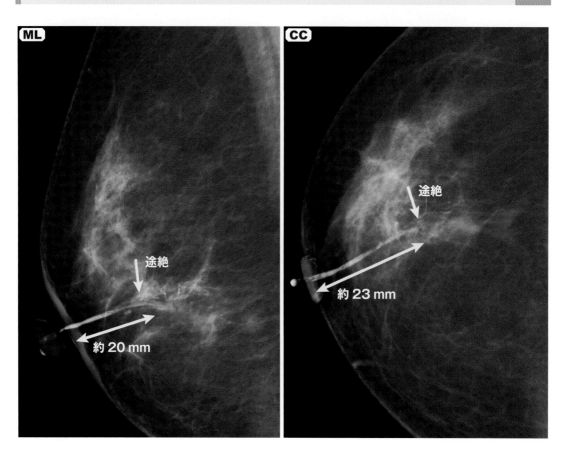

## 乳管造影所見

　乳頭直下の壁は平滑で保たれており，乳頭から ML では約 20 mm，CC では約 23 mm の部位で途絶の所見を認める。乳管造影所見からは，乳頭基部から病変までの距離はあると予想される。

## 治療方針と病理診断

　乳管造影からは乳頭温存も考慮されたが，患者の希望により乳房全切除術が施行された。病理診断は低グレードの DCIS であった。

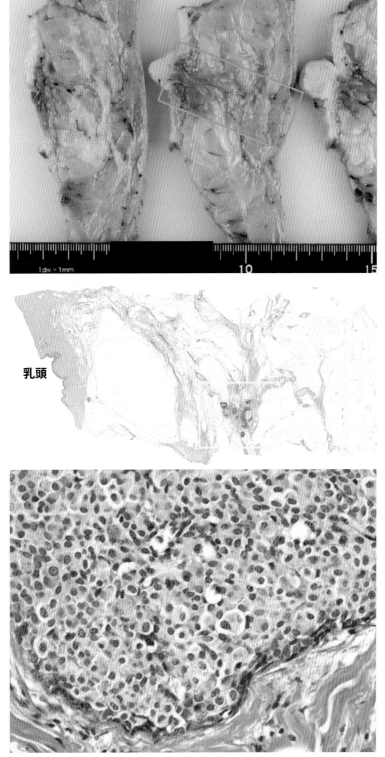

乳頭を含む割面を示す。乳頭から25 mm離れた，拡張した乳管内に異型細胞が充実性に増殖する（黄線枠部）。乳頭直下の乳管は保たれており，乳管造影上の病変とほぼ一致する所見であった。

**主訴**：右血性乳頭分泌

**経過**：右血性乳頭分泌を自覚し，前医を受診した。分泌細胞診では悪性を認めず，その他画像でも明らかなものはなく経過観察となった。半年後の超音波で低エコー域が出現し，その部位の細胞診で悪性と診断された。前医で乳房全切除術を提案され，同時再建の希望があり，当院を受診した。

超音波（下図）では乳頭へ続く低エコーを認めるが，MRI等の他画像では病変範囲の診断および乳頭からの距離の判断は困難であった。病変と乳頭との位置関係を確認するため，乳管造影を施行した。

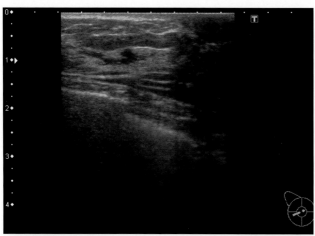

### 超音波所見

乳頭へ続く低エコーを認める。

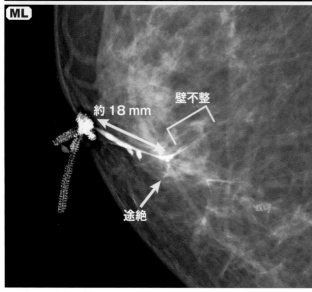
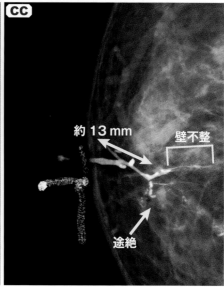

### 乳管造影所見

乳頭直下の主乳管壁は保たれているが，分岐直後の乳管壁で不整を認める。その末梢側は途絶している。乳頭分泌を伴うが，主乳管に病変はないと考えられた。病変のある分岐部までの距離はMLでは約18 mm，CCでは約13 mmと考えられる。

## 治療方針と病理診断

　乳房再建希望のある症例である。乳管造影では主乳管に所見は認めないが，乳頭から病変までの距離は近く，乳頭の切除を勧めた。皮膚温存乳房全切除術および乳房再建手術を施行した。病理診断は低グレード DCIS を主体とする微小浸潤癌であった。

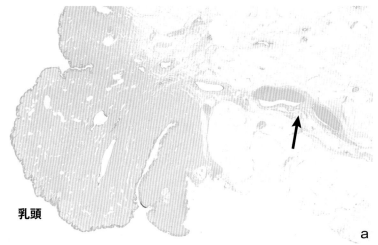

乳頭下の切片（ルーペ像）
乳頭直下には悪性所見を認めず，乳管拡張を認めるのみである（矢印）。

a

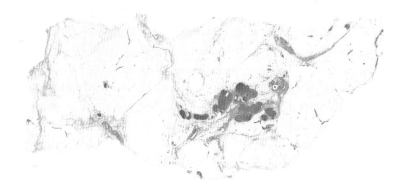

b

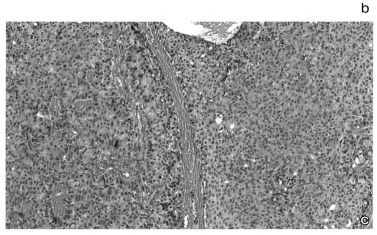

乳頭から 10 mm 離れた位置の標本を示す（図 b）。境界不明瞭な径 11 mm 大の白色調結節を認める（黄線枠部）。類円形核と微細顆粒状の胞体を有する異型細胞が乳管内で充実性に増殖しており，solid papillary DCIS の所見。

**主訴**：左血性乳頭分泌
**経過**：細胞診で悪性の診断であり，乳頭からの距離を確認するため，乳管造影を施行した。

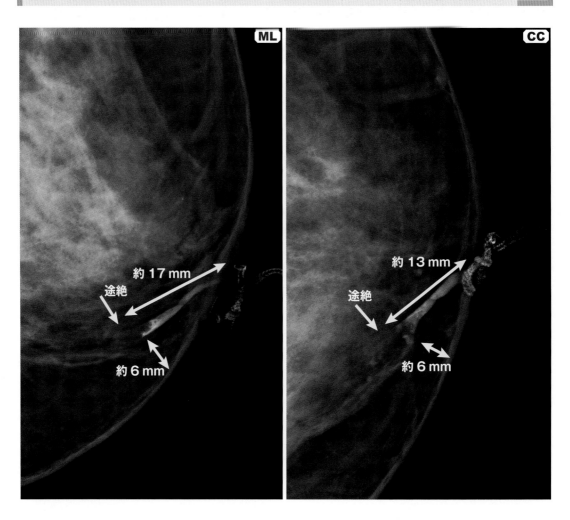

### 乳管造影所見

乳頭基部から ML で約 17 mm，CC で約 13 mm 末梢に造影の途絶を認める。途絶辺縁はなだらか，不整であり，悪性を疑う。

### 治療方針と病理診断

この症例では患者に乳頭温存の希望はなく，乳房全切除術を行った。病理診断は低グレードの DCIS であった。乳頭からの距離は約 2 cm 程度であり，乳頭直下の乳管内には病変を認めなかった。

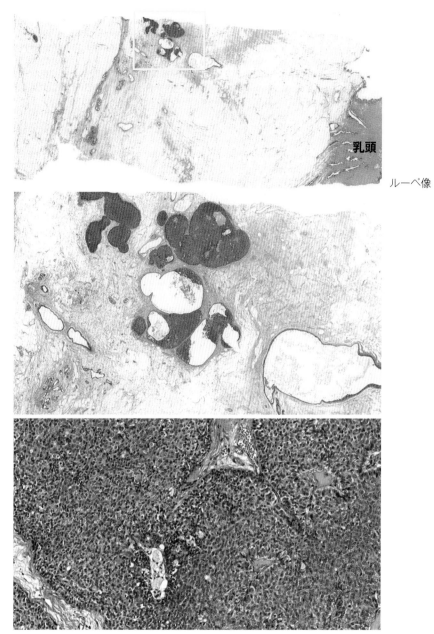

**乳頭**

ルーペ像

乳頭を含む切片を示す。乳頭から 20 mm 離れた位置の乳管（黄線枠部）で，乳管の拡張と腫瘍細胞の乳頭状，充実性の増殖が認められる。

**引用文献** ● ● ● ● ● ●

1）弥生恵司，井内康輝編．良性乳腺疾患アトラス―乳腺診療の手引き．永井書店．2005．pp148-53.

2）Hoda SA, Brogi E, Koerner FC, et al. Eds. Rosen's Breast Pathology. 4th edition. Wolters Kluwer Health. 2014.

3）日本乳癌学会編．乳腺腫瘍学 第 3 版．金原出版．2020．p166.

4）岡崎亮．乳管内乳頭腫の内視鏡診断―乳癌との鑑別点．霞富士雄編．乳癌診断のコツと落とし穴．中山書店．2004.

5）Lels HP Jr. Management of nipple discharge. World J Surg. 1989；13（6）：736-42.

6）Harris JR, Lippman ME, Morrow M, et al. Eds. Diseases of the breast. 5th edition. Wolters Kluwer Health Adis（ESP）. 2014.

# VI 特殊症例

## 1. 乳管造影併用ステレオガイド下マンモトーム生検

　通常，マンモグラフィや超音波で所見を認めれば，確定診断のためにステレオガイド下もしくは超音波ガイド下に生検を行う。しかし，マンモグラフィや超音波で所見が認められない乳頭分泌症例では，確定診断に難渋することがある。造影 MRI で病変が確認できれば MRI ガイド下生検も方法の一つであるが，血性乳頭分泌を伴う症例は造影乳房 MRI では病変の所在がわかりにくいことがある。乳管造影で所見が認められれば，確定診断のために乳管造影を併用したステレオガイド下生検を行うことが可能である。

　手順は通常の乳管造影を施行し，その後にステレオガイド下マンモトーム生検を行う。その際の要点としては，ステレオガイド下マンモトーム生検のターゲットを行うまでの時間を極力短くすることである。時間が経つと，乳管内に注入した造影剤が，乳房の圧迫によって乳頭へ逆流して病変箇所の特定が困難になる。

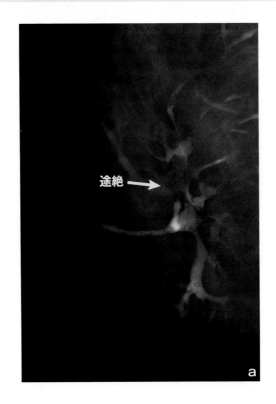

### 乳管造影所見

主乳管から分岐した箇所に途絶所見を認め，再開通も認める（図 a）。

### 経過

乳頭分泌を伴う症例で乳管造影でのみ所見を認めたため，乳管造影を併用し，ステレオガイド下マンモトーム生検を施行した。ステレオガイド下に乳管造影の途絶の箇所をターゲットし，採取した（図 b）。

生検組織に石灰化などの所見は認めなかった（図 c）。本症例は生検の結果，DCIS と診断された（図 d）。また，乳管造影所見から広範な病変を疑い，乳房全切除術およびセンチネルリンパ節生検を施行した。病理診断は高グレードの DCIS であった（図 e, f）。

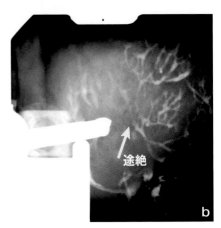

ステレオガイド下マンモトーム生検施行時
（ピアス前）

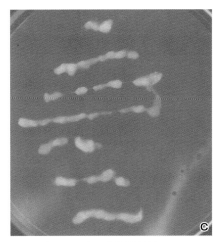

ステレオマンモトーム生検材料

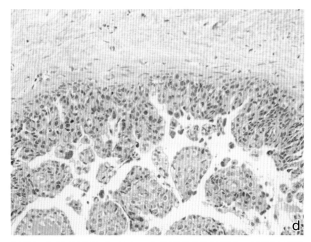

ステレオガイド下マンモトーム生検の H&E 標本。乳管内で核異型高度な異型細胞が乳頭状に増殖する。

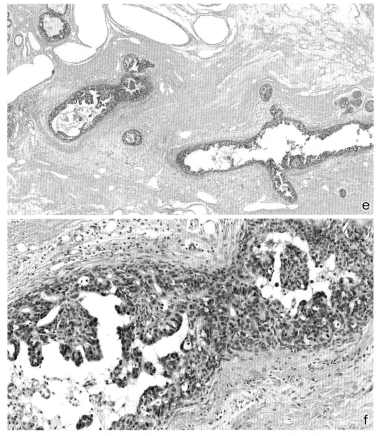

乳房切除標本。広い範囲で乳管は拡張し，異型細胞が乳頭状に増殖する。高グレードの DCIS の所見。

# 2. 病理と乳管造影写真の対比

　乳頭分泌症例に対する，術後標本での乳管造影所見である。

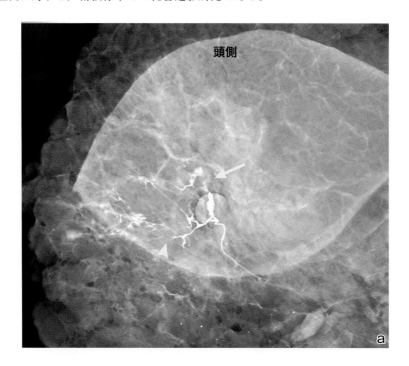

## ▌乳管造影所見

　12時方向の圧迫で血性乳頭分泌を認め，その責任乳管に造影を施行した。

　乳頭から内側の8時方向と12時方向と4時方向へ造影剤が流れている（図 a）。12時方向の乳管は乳頭直下に途絶所見を認めた後，再開通を認める（矢印）。また，8時方向の乳管にも途絶，再開通の所見を認める（矢頭）。この標本造影写真から，違う区域の乳管が最終的に合流して，乳頭に開口していることがわかる。非浸潤癌の広がりを考える際に，乳頭直下を経由して別の区域に広がることが十分考えられることを示唆している。この症例では乳頭直下を経由し，病変は内側 A 領域に広く広がっていると考えられる。

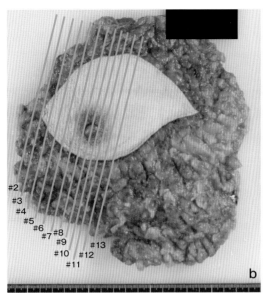

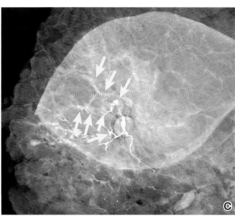

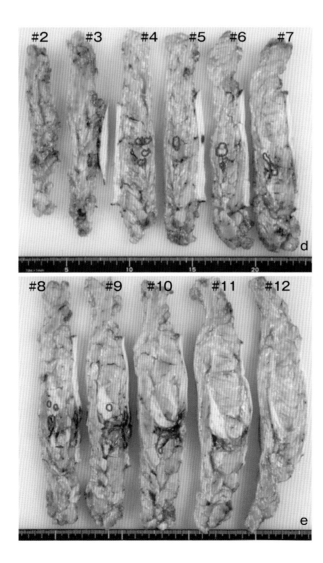

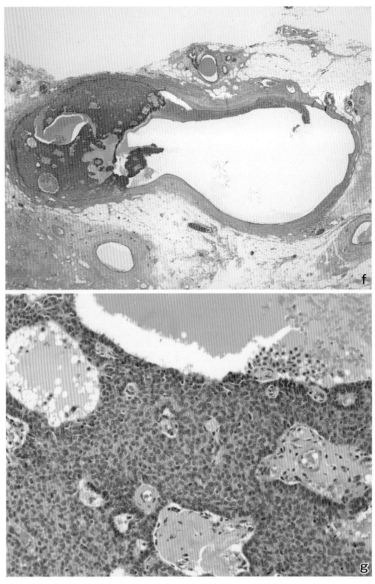

乳頭と病変を結ぶ線に対して垂直に切り出しを行った（図 b）。乳管造影とほぼ同じ，8 時から 12 時方向の領域で乳管内増殖性病変を認める（図 d, e）。拡張した乳管内に異型度の低い腫瘍細胞が篩状・充実性に増殖しており，低グレードの DCIS の所見（図 f, g）。図 c に病変のマッピングから推定される，病変内の乳管を示した。

# おわりに

　本乳管造影アトラスは，症例および乳管造影写真の選別，各項目の執筆，病理写真の選定・撮影など一連の作業を，愛知県がんセンター乳腺科のスタッフ・医員・レジデント，遺伝子病理診断部細田部長と何度も会議を重ねながら作成しました。特に堀澤七恵先生には編集の中心として，各部署の調整等にご尽力いただいたこと，心より感謝申し上げます。

　完成したアトラスをみて感じることは，乳管造影という乳癌診療における重要な手技が忘れさられることなく，若い世代に繋がれていくだろう未来です。是非みなさん一度手に取ってご覧ください。

「乳管造影アトラス」監修
愛知県がんセンター　副院長・乳腺科部長

## 岩田 広治

# 索 引

# 乳管造影アトラス

2021 年 7 月 1 日　第 1 版第 1 刷発行

監　修　岩田 広治
編　集　愛知県がんセンター乳腺科

発行者　福村 直樹

発行所　金原出版株式会社
　　　　〒113-0034 東京都文京区湯島 2-31-14
　　　　電話　編集(03)3811-7162
　　　　　　　営業(03)3811-7184
　　　　FAX　　(03)3813-0288
　　　　振替口座　00120-4-151494
　　　　http://www.kanehara-shuppan.co.jp/

ISBN 978-4-307-07119-2

©2021

検印省略

Printed in Japan

印刷・製本／永和印刷